Recherche approfondie sur la condition physique

Guide pour une vie plus saine

J. Mary Eden

Table de Contenu

Introduction

La forme physique ne se résume pas à un simple entraînement : c'est un mode de vie qui allie activité physique, nutrition et bien-être mental pour atteindre une santé durable. In-Depth Fitness Research: A Guide to Healthier Living offre un aperçu complet de la science derrière la forme physique, couvrant tout, des routines d'entraînement efficaces et du rôle de la nutrition aux bienfaits pour la santé mentale et aux dernières technologies en matière de remise en forme. Ce guide est conçu pour vous aider à créer des habitudes de remise en forme durables adaptées à vos objectifs, quel que soit votre âge ou votre expérience. Que vous débutiez votre parcours de remise en forme ou que vous cherchiez à approfondir vos connaissances, ce livre fournit les outils et les connaissances nécessaires pour une vie plus saine et plus heureuse.

Pourquoi ce livre ?

Que vous soyez un passionné de fitness, un débutant cherchant à améliorer sa santé ou une personne s'efforçant de maintenir son bien-être à long terme, ce guide propose une approche complète de la forme physique. Il explore non seulement les aspects physiques de l'exercice, mais aussi les facteurs mentaux, nutritionnels et technologiques qui jouent un rôle essentiel pour parvenir à une vie équilibrée et plus saine.

S'appuyant sur des recherches, des avis d'experts et des exemples concrets, ce livre va au-delà des simples routines d'entraînement et des régimes alimentaires. Il plonge dans la science derrière la forme physique, en explorant le fonctionnement de votre corps pendant l'exercice, l'importance de la nutrition et le rôle du bien-être mental dans le maintien d'un mode de vie sain. Cette approche holistique vous fournira les connaissances nécessaires pour développer des habitudes durables et apporter des améliorations à long terme à votre santé physique et mentale.

Les fondamentaux du fitness

Introduction à la condition physique : ce que cela signifie et pourquoi c'est important

- Être en forme ne signifie pas seulement avoir une belle apparence, mais aussi se sentir fort, énergique et en bonne santé. Cette section présente le concept de forme physique en tant qu'état de bien-être physique, mental et émotionnel.
- Il explique comment la forme physique contribue à la santé globale, aide à prévenir les maladies, améliore la clarté mentale et augmente la satisfaction dans la vie.
- Le chapitre souligne que la forme physique est un voyage qui dure toute la vie et non une solution miracle.

Santé physique et forme physique : comprendre la différence

- Cette section fait la distinction entre la santé physique de base (l'absence de maladie) et la forme physique (la capacité à effectuer des tâches physiques efficacement).
- Les lecteurs apprendront que la forme physique ne consiste pas seulement à survivre, mais à s'épanouir, et implique bien plus que de l'exercice : elle inclut la nutrition, le bien-être mental et la cohérence.

Composantes clés de la condition physique

- Le chapitre décompose les quatre principaux composants de la condition physique :
1. **Force:**La capacité à exercer une force, généralement mesurée par un entraînement en résistance ou par l'haltérophilie.

2.   **Endurance:**L'endurance musculaire et cardiovasculaire, qui permet aux individus de maintenir des activités physiques pendant de longues périodes sans fatigue.

3.   **Flexibilité:**La capacité des articulations et des muscles à se déplacer sur toute leur amplitude de mouvement, importante pour prévenir les blessures et améliorer la posture.

4.   **Équilibre:**La capacité de maintenir le contrôle de la position du corps pendant le mouvement ou à l'arrêt, essentielle pour la coordination et pour éviter les chutes.

•   Chaque composant sera expliqué en détail avec des exemples d'exercices et d'activités qui améliorent ces domaines.

Comment évaluer votre niveau de forme physique

•   Cette section fournit aux lecteurs des tests simples qu'ils peuvent effectuer pour évaluer leur propre niveau de forme physique en termes de force, d'endurance, de souplesse et d'équilibre.

○   **Test de force:**Pompes ou levage de poids pour déterminer la force du haut du corps.

○   **Test d'endurance:**Courir, faire du vélo ou utiliser un tapis roulant pour mesurer la santé cardiovasculaire et l'endurance.

○   **Test de flexibilité:**Des exercices d'étirement comme le test d'assise et d'allongement pour évaluer la flexibilité.

○   **Test d'équilibre:**Des exercices simples comme se tenir debout sur une jambe ou marcher du talon aux orteils pour évaluer l'équilibre et la stabilité.

•   Ce chapitre guide les lecteurs dans l'interprétation de leurs résultats et dans l'établissement d'objectifs réalistes d'amélioration en fonction de leur niveau de forme physique actuel.

Pourquoi l'établissement d'objectifs est crucial en matière de fitness

- L'importance de se fixer des objectifs de remise en forme réalisables est évoquée. Que l'objectif soit de perdre du poids, de développer ses muscles ou d'améliorer son endurance, avoir des objectifs clairs permet de maintenir la concentration et la motivation.

- Cette section présente également le concept d'objectifs SMART (spécifiques, mesurables, atteignables, pertinents et limités dans le temps) pour guider les lecteurs dans la création d'un plan de remise en forme personnalisé.

Conclusion:
Construire une base solide

-

- Le chapitre se termine en encourageant les lecteurs à considérer la forme physique comme un voyage qui commence par la compréhension des bases. Il souligne que la régularité est essentielle et que même de petites améliorations progressives peuvent conduire à des changements significatifs en matière de santé et de bien-être.

- Un aperçu des chapitres à venir est fourni, laissant entrevoir comment les lecteurs approfondiront des domaines spécifiques de la forme physique, de la nutrition et de la santé mentale.

La science derrière la forme physique et la mécanique corporelle

Comment fonctionne le corps pendant l'exercice : les groupes musculaires et leurs rôles

- Cette section fournit une explication détaillée de la manière dont les différents groupes musculaires travaillent ensemble pendant l'exercice.
- Il introduit le concept du système musculo-squelettique, qui comprend les os, les muscles, les tendons et les ligaments, qui jouent tous un rôle essentiel dans le mouvement.
- Les principaux groupes musculaires sont classés comme suit :
  - **Muscles du haut du corps**:Comprend les muscles biceps, triceps, deltoïdes, pectoraux et trapèzes, qui contrôlent les mouvements des bras, des épaules et du haut de la poitrine.
  - **Muscles centraux**:Muscles abdominaux et du bas du dos, qui assurent la stabilité et la force pour tous les types de mouvements.
  - **Muscles du bas du corps**:Quadriceps, ischio-jambiers, fessiers et mollets, qui contrôlent le mouvement des jambes et fournissent de la puissance pendant des activités comme la course ou le squat.
- Le chapitre explique comment différents exercices ciblent des groupes musculaires spécifiques, en fournissant des exemples tels que :
  - Pompes et développé couché pour les muscles de la poitrine.

o   Squats et fentes pour les muscles des jambes.

o   Planches pour renforcer le tronc.

Cardio, musculation et souplesse : Les avantages de chacun

•   Cette section aborde les trois principaux types d'entraînement physique : les exercices cardiovasculaires, la musculation et les exercices de souplesse. Chacun d'entre eux joue un rôle unique dans la santé globale.

1.   **Cardio (exercice aérobique)**:

▪   Décrit comment les exercices cardiovasculaires comme la course, le vélo et la natation augmentent la fréquence cardiaque et améliorent la circulation sanguine.

▪   Les avantages comprennent une meilleure santé cardiovasculaire, une capacité pulmonaire améliorée, une endurance accrue et une combustion des calories.

▪   Le chapitre explique comment des exercices cardio réguliers peuvent aider à réduire le risque de maladie cardiaque, de diabète et d'obésité.

Entraînement musculaire (exercice anaérobie) :

▪   Se concentre sur des exercices comme l'haltérophilie, l'entraînement en résistance et les exercices de poids corporel qui développent la force musculaire et l'endurance.

▪   L'entraînement en force augmente non seulement la masse musculaire, mais stimule également le métabolisme, contribuant ainsi à la perte de graisse et à l'amélioration de la densité osseuse.

▪   Il explique l'importance de la surcharge progressive, où l'augmentation graduelle du poids ou de la résistance aide les muscles à s'adapter et à devenir plus forts.

2. **Entraînement de flexibilité**:

▪ Les étirements et les exercices de mobilité améliorent l'amplitude de mouvement des articulations et des muscles.

▪ Les avantages comprennent la prévention des blessures, une meilleure posture, un meilleur équilibre et de meilleures performances dans d'autres exercices.

▪ Cette section comprend des exemples d'exercices de flexibilité comme le yoga, le Pilates et des routines d'étirements dynamiques.

Comment les muscles grandissent et s'adaptent : un aperçu de l'hypertrophie musculaire

• Cette section explique le processus d'hypertrophie musculaire, le terme scientifique pour la croissance musculaire.

• Ce chapitre explique comment les muscles sont constitués de fibres et comment, lorsque vous vous entraînez, en particulier pendant la musculation, de petites déchirures se forment dans les fibres musculaires. Pendant la phase de récupération, ces fibres se réparent et repoussent plus fortes et plus grosses.

• Les sujets abordés comprennent :

○ **Types de fibres musculaires**:

▪ **Type I (fibres à contraction lente)**:Ce sont des fibres d'endurance, utilisées dans les activités de longue durée comme la course à pied ou le vélo. Elles se fatiguent lentement mais génèrent moins de force.

▪ **Type II (fibres à contraction rapide)**:Ce sont des fibres puissantes utilisées pour des activités courtes et intenses comme l'haltérophilie ou le sprint.

o **Principe de surcharge progressive**:Pour obtenir une hypertrophie, les muscles doivent être sollicités avec une résistance ou une intensité croissante.

o **Récupération et nutrition**:L'importance de l'apport en protéines, du repos et du sommeil pour permettre aux muscles de récupérer et de se développer.

L'impact de l'exercice sur les systèmes cardiovasculaire et respiratoire

- Cette section se concentre sur le système cardiovasculaire (cœur et vaisseaux sanguins) et le système respiratoire (poumons et voies respiratoires) et sur la façon dont ils sont affectés par l'exercice.

1. **Système cardiovasculaire**:

- Décrit comment le cœur pompe plus de sang pendant l'exercice pour fournir de l'oxygène et des nutriments aux muscles.

- L'exercice régulier renforce le cœur, améliore la circulation, abaisse la tension artérielle et augmente l'efficacité du transport de l'oxygène.

- Il explique également comment l'exercice aide à réduire les niveaux de cholestérol nocifs et améliore la santé cardiaque globale.

2. **Système respiratoire**:

- Explique comment l'exercice augmente le rythme respiratoire pour fournir plus d'oxygène aux muscles.

- Les poumons deviennent plus efficaces dans l'échange d'oxygène, ce qui permet aux individus d'effectuer des tâches physiques pendant des périodes plus longues sans fatigue.

- L'exercice cardiovasculaire régulier améliore la capacité pulmonaire, l'endurance et la fonction respiratoire globale.

- Cette section présente également le concept de VO2 max, qui mesure la quantité maximale d'oxygène que le corps peut utiliser pendant un exercice intense. L'amélioration du VO2 max est un indicateur essentiel de la forme cardiovasculaire.

Conclusion:
Comprendre le corps pour une forme physique optimale

- Le chapitre conclut en résumant comment une compréhension des groupes musculaires et des systèmes du corps peut aider les individus à adapter leurs routines de remise en forme pour maximiser l'efficacité et les résultats.

- Il encourage les lecteurs à combiner entraînement cardio, musculation et souplesse pour une approche équilibrée de la forme physique et de la santé à long terme.

- L'importance d'écouter le corps, de prévoir du temps pour la récupération et de comprendre comment différents exercices ont un impact sur la santé musculaire et cardiovasculaire est soulignée comme étant essentielle à une progression durable de la condition physique.

La nutrition et son rôle dans la forme physique

L'importance d'une alimentation équilibrée pour une performance optimale

- Cette section présente le concept de nutrition équilibrée et son rôle essentiel dans la forme physique et la santé globale.
- Il explique comment la nutrition fournit le carburant dont votre corps a besoin pour performer pendant les entraînements, récupérer par la suite et développer sa force et son endurance au fil du temps.
- Les lecteurs apprendront que la forme physique et la nutrition sont étroitement liées : sans une nutrition adéquate, même les meilleures routines d'entraînement ne donneront pas de résultats optimaux.
- L'accent est mis sur l'importance d'une alimentation variée comprenant tous les principaux groupes alimentaires (protéines, glucides, lipides, vitamines et minéraux) pour soutenir différents aspects de la forme physique et de la santé.

Les macronutriments (crabes, protéines, lipides) et leur impact sur la forme physique

- Cette section décompose les trois macronutriments clés (glucides, protéines et lipides) et explique comment chacun d'eux joue un rôle essentiel pour alimenter les entraînements, favoriser la récupération et améliorer les performances globales.

1. **Glucides**:

- Les crabes sont la principale source d'énergie du corps, en particulier lors d'exercices de haute intensité comme le cardio ou la musculation.

- Cette section couvre les deux types de glucides :

- **Crabes simples**: Rapidement digérés et fournissent de l'énergie immédiate (par exemple, fruits, sucre).

- **Crabes complexes**:Plus lent à digérer et fournissant une énergie durable (par exemple, céréales complètes, légumineuses, légumes).

- Les glucides sont stockés dans les muscles sous forme de glycogène, qui est utilisé pendant les séances d'entraînement. Ce chapitre explique pourquoi il est essentiel de reconstituer les réserves de glycogène après l'entraînement pour la récupération.

2. **Protéines**:

- Les protéines sont les éléments constitutifs des muscles et jouent un rôle crucial dans la réparation, la croissance et la récupération musculaires.

- Le chapitre explique comment les protéines aident à la synthèse musculaire, en particulier après un entraînement de résistance ou de force.

- Les lecteurs découvriront les protéines complètes (par exemple, la viande, les œufs, les produits laitiers) qui contiennent tous les acides aminés essentiels et les protéines incomplètes (par exemple, les haricots, les céréales) qui doivent être combinées pour une alimentation équilibrée.

3. **Les graisses:**

▪ Les graisses sont essentielles pour l'énergie à long terme, la production d'hormones et l'absorption de vitamines.

▪ La section explique la différence entre :

▪ **Les graisses saines:**Les graisses insaturées présentes dans les aliments comme les avocats, les noix et l'huile d'olive, qui favorisent la santé cardiaque.

▪ **Les graisses malsaines:**Les graisses saturées et trans qui peuvent augmenter le taux de cholestérol et entraîner des problèmes de santé.

▪ Les graisses sont particulièrement importantes pour les athlètes d'endurance car elles fournissent une source d'énergie durable pour les activités physiques prolongées.

Nutrition avant et après l'entraînement : quoi manger et quand

• Cette section se concentre sur le timing de la nutrition, expliquant ce qu'il faut manger avant et après une séance d'entraînement pour obtenir les meilleurs résultats.

1. **Nutrition pré-entraînement:**

▪ L'objectif ici est de fournir au corps le carburant nécessaire pour qu'il fonctionne de manière optimale pendant l'exercice.

▪ Les glucides sont privilégiés pour fournir une énergie rapide, et des quantités modérées de protéines sont recommandées pour soutenir la fonction musculaire.

- Voici des exemples de repas pré-entraînement :
- Une banane avec du beurre de cacahuète.
- Flocons d'avoine aux fruits.
- Yaourt grec avec une poignée de noix.
- Les lecteurs apprendront l'importance de manger 30 minutes à une heure avant l'exercice pour permettre une bonne digestion sans se sentir léthargique.

2. **Nutrition post-entraînement**:

- Après l'exercice, le corps a besoin de nutriments pour réparer et reconstruire les muscles et reconstituer les réserves de glycogène.
- Cette section souligne l'importance de consommer un mélange de protéines et de glucides après l'entraînement pour une récupération optimale.
- Les repas idéaux après l'entraînement comprennent :
- Poulet grillé avec riz brun.
- Un smoothie protéiné aux fruits et aux épinards.
- Fromage blanc aux baies.
- Les lecteurs comprendront que manger dans les 30 à 60 minutes suivant une séance d'entraînement aide à maximiser la récupération et la réparation musculaire.

L'hydratation et son rôle dans l'amélioration des performances physiques

• Cette section se concentre sur le rôle de l'hydratation dans la forme physique et la performance.

• Il explique comment l'eau constitue une partie importante des cellules, des muscles et des organes du corps, et pourquoi rester hydraté est essentiel pour une fonction physique optimale.

1. **Pourquoi l'hydratation est importante**:

▪ L'hydratation aide à maintenir la température corporelle, à lubrifier les articulations et à transporter les nutriments vers les cellules.

▪ La déshydratation peut entraîner de la fatigue, des crampes et une altération des performances pendant les entraînements.

Quelle quantité d'eau faut-il boire ?

▪ Les directives générales suggèrent de boire au moins 8 tasses (2 litres) d'eau par jour, mais les athlètes ou ceux qui s'adonnent à des entraînements intenses peuvent avoir besoin de plus.

▪ Les lecteurs apprendront à évaluer leurs besoins en hydratation en prêtant attention aux signaux de soif et à la couleur de leur urine (un signe des niveaux d'hydratation).

Électrolytes et boissons sportives :

▪ Le chapitre explique quand et pourquoi les électrolytes (sodium, potassium, magnésium) sont importants, en particulier lors d'un exercice prolongé ou intense qui entraîne une transpiration excessive.

▪ Le rôle des boissons pour sportifs dans la reconstitution des électrolytes est discuté, ainsi que des alternatives plus saines comme l'eau de coco ou les solutions électrolytiques maison.

Mythes et réalités sur l'alimentation en matière de fitness

- Cette section démystifie les mythes populaires entourant la forme physique et la nutrition, aidant les lecteurs à faire des choix plus éclairés :

Mythe:
Les crabes sont mauvais pour la forme physique.

- Fait : Les glucides sont la principale source d'énergie du corps et leur élimination peut avoir un impact négatif sur les performances.

Mythe:
Manger gras fait grossir.

- Fait : Les graisses saines sont essentielles à la régulation hormonale et à l'énergie, et elles aident réellement à la gestion du poids lorsqu'elles sont consommées avec modération.

Mythe:
Vous avez besoin de suppléments pour développer vos muscles.

- Fait : Bien que certains suppléments puissent améliorer les performances, la plupart des nutriments doivent provenir d'aliments entiers, et de nombreuses personnes peuvent développer leurs muscles sans eux.

Mythe:
Se priver de nourriture est la meilleure façon de perdre du poids.

- Fait : Les régimes amaigrissants peuvent ralentir le métabolisme et entraîner une perte musculaire plutôt qu'une perte de graisse. Une perte de poids durable nécessite une alimentation équilibrée et une activité physique régulière.

Conclusion:
Alimenter votre parcours de remise en forme

•	Le chapitre conclut en renforçant l'idée qu'une bonne nutrition est la pierre angulaire de tout parcours de remise en forme réussi.

•	Les lecteurs sont encouragés à considérer la nourriture comme un carburant et à faire des choix qui soutiennent leurs objectifs de remise en forme, que ces objectifs soient la perte de poids, le gain musculaire ou l'amélioration de l'endurance.

•	Il ouvre la voie à d'autres chapitres, où des sujets plus avancés en matière de fitness et de santé seront explorés, aidant les lecteurs à construire un mode de vie durable.

Santé mentale et forme physique

La relation entre l'activité physique et le bien-être mental

- Cette section présente le concept selon lequel la forme physique ne concerne pas seulement la santé physique, mais également l'amélioration du bien-être mental et émotionnel.
- Il explique comment l'activité physique régulière a un impact direct sur le cerveau, améliorant l'humeur, la concentration et la résilience émotionnelle.
- Des études montrent que les personnes qui pratiquent régulièrement de l'exercice font état d'une meilleure santé mentale, d'une réduction des sentiments de dépression et d'anxiété et d'une amélioration globale de la satisfaction dans la vie.
- Cette partie souligne que les entraînements de haute intensité et les activités à faible impact (comme la marche ou le yoga) contribuent au bien-être mental, quel que soit le niveau de forme physique ou l'âge.

Comment l'exercice réduit le stress, l'anxiété et la dépression

- Cette section décrit les manières spécifiques par lesquelles l'exercice aide à gérer et à réduire**stress, anxiété et dépression :**

1. **Réduction du stress**:
- L'activité physique aide à réduire les hormones de stress du corps, comme les hormones corticales, et augmente la production d'endorphines (améliorateurs naturels de l'humeur).
- L'exercice offre une pause mentale face aux facteurs de stress quotidiens et favorise la

relaxation en déplaçant l'attention des soucis vers le mouvement physique.

- La nature rythmique des exercices comme la course, le vélo ou la natation induit un état méditatif, aidant à clarifier l'esprit.

2. **Gérer l'anxiété:**

- L'activité physique aide à réguler le système nerveux et à réduire les symptômes d'anxiété en favorisant la libération de substances chimiques calmantes comme la sérotonine et l'acide gamma-amino butyrique (GABA).

- Cette section explique comment l'exercice régulier peut agir comme une forme de distraction, réduisant les pensées anxieuses et favorisant un sentiment de contrôle.

- Les exercices d'aérobic comme la marche rapide ou la natation sont particulièrement efficaces pour réduire les niveaux d'anxiété.

3. **Combattre la dépression:**

- L'exercice est un outil puissant dans la gestion de la dépression, car il aide à augmenter la production de neurotransmetteurs comme la sérotonine et la dopamine, qui sont souvent épuisés chez les personnes souffrant de dépression.

- Cette partie explique comment une activité physique régulière peut aider à prévenir les épisodes dépressifs et à renforcer la stabilité de l'humeur à long terme.

- Les activités de groupe, comme les sports d'équipe ou les cours de fitness, sont considérées comme bénéfiques pour améliorer les liens sociaux, ce qui est important pour ceux qui luttent contre des sentiments d'isolement ou de solitude.

Le rôle des endorphines et de la sérotonine dans l'amélioration de l'humeur

- Cette section examine plus en détail le rôle des endorphines et de la sérotonine, deux substances chimiques essentielles libérées pendant l'exercice qui contribuent au bien-être mental.

1. **Endorphines**:

- Les endorphines sont connues comme les analgésiques naturels du corps et les activateurs d'humeur.

- Pendant l'exercice, le corps libère ces substances chimiques, créant une sensation souvent appelée « euphorie du coureur », un sentiment d'euphorie et de positivité.

- Cette partie explique comment l'exercice régulier peut augmenter les niveaux d'endorphines dans le cerveau, favorisant ainsi un sentiment de bien-être et réduisant les sensations de douleur ou d'inconfort physique.

2. **Sérotonine**:

- La sérotonine est un neurotransmetteur qui régule l'humeur, le sommeil et l'appétit.

- Il a été démontré que l'exercice augmente la production de sérotonine, ce qui améliore l'humeur et procure un sentiment de calme.

- Cette section met en évidence comment l'exercice aérobique, en particulier, augmente les niveaux de sérotonine, le rendant efficace pour les personnes qui souffrent de troubles de l'humeur tels que l'anxiété et la dépression.

Exercices corps-esprit (yoga, Pilates) et leurs bienfaits pour la santé mentale

- Cette section explore les bienfaits spécifiques pour la santé mentale des exercices corps-esprit, tels que le yoga et le Pilates, qui se concentrent sur le lien entre les états physique et mentaux.

1. **Yoga**:

- Le yoga est connu pour sa capacité à réduire le stress, à améliorer la concentration et à favoriser la clarté mentale grâce à une combinaison de respiration contrôlée, de méditation et de postures physiques.

- Il favorise la relaxation et la pleine conscience, aidant les individus à gérer plus efficacement le stress, l'anxiété et la dépression.

- Cette section explorera les différents styles de yoga, tels que le Hath, le Vinnitsa et le Restorative Yoga, chacun offrant différents avantages pour la santé mentale en fonction des besoins de l'individu.

2. **Pilates**:

- Le Pilates se concentre sur les mouvements contrôlés, la force de base et la flexibilité tout en favorisant la concentration mentale et le soulagement du stress.

- Cette section explique comment l'accent mis sur une respiration et une posture appropriées pendant le Pilates aide à clarifier l'esprit et à réduire les niveaux de stress.

- Le Pilates aide également à améliorer la conscience corporelle, renforçant ainsi la confiance et le bien-être émotionnel.

- Ce chapitre fournira des exemples pratiques sur la manière d'intégrer des exercices corps-esprit dans les routines quotidiennes pour un maximum de bienfaits pour la santé mentale, avec des recommandations sur la façon de commencer petit avec de courtes séances et de progresser progressivement.

Conclusion:
Forme physique pour un corps et un esprit équilibrés

- Le chapitre conclut en renforçant l'idée que la forme physique et la santé mentale sont profondément interconnectées.

- Il encourage les lecteurs à considérer l'exercice non seulement comme un moyen de renforcer sa force physique ou de perdre du poids, mais aussi comme un outil puissant de gestion de la santé mentale.

- Il est rappelé aux lecteurs d'intégrer le fitness à leur routine de soins personnels, en combinant activité physique et pleine conscience pour une approche équilibrée du bien-être général.

Ce chapitre met en lumière les bienfaits de l'activité physique sur la santé mentale, aidant les lecteurs à comprendre les effets scientifiques et psychologiques de l'exercice sur la réduction du stress, de l'anxiété et de la dépression. Il promeut également les exercices corps-esprit, tels que le yoga et le Pilates, comme des outils précieux pour améliorer le bien-être mental.

Concevoir des routines d'exercice efficaces

Élaboration de programmes d'entraînement pour les niveaux débutants, intermédiaires et avancés

- Cette section présente l'importance de personnaliser les routines d'exercice en fonction de son niveau de forme physique, qu'il s'agisse d'un athlète débutant, intermédiaire ou avancé.

1. **Débutants**:

- L'accent est mis ici sur le développement de la force, de l'endurance et de la flexibilité de base sans surcharger le corps.
- Les entraînements sont conçus pour être simples, avec une augmentation progressive de l'intensité au fil du temps pour éviter les blessures.
- Cette section couvrira les exercices de poids corporel de base comme les squats, les fentes, les pompes et les activités cardio simples comme la marche ou le vélo pendant de courtes durées.
- Un exemple de programme pour débutant pourrait inclure 3 à 4 jours d'exercice modéré avec 1 à 2 jours de repos par semaine.

2. **Intermédiaire**:

- Pour ceux qui font de l'exercice depuis un certain temps et qui souhaitent mettre leur corps au défi, les routines intermédiaires intègrent plus de variété et d'intensité.
- Ce niveau comprend un entraînement en force avec des poids, une intensité cardio accrue et une concentration sur l'amélioration de l'endurance.

- Les entraînements intermédiaires peuvent impliquer un mélange d'exercices de poids corporel, de poids libres et de machines, avec une approche équilibrée de la force et du cardio.
- Un exemple de plan intermédiaire peut comprendre 4 à 5 jours d'exercice par semaine, incorporant différents styles d'entraînement (par exemple, cardio un jour, force le lendemain).

3. **Avancé**:

- Les routines avancées sont destinées aux personnes ayant un niveau de forme physique établi et cherchant à repousser leurs limites.
- Cette section explique comment les routines avancées nécessitent une planification minutieuse pour éviter le surentraînement, en incorporant un entraînement par intervalles intenses (HIIT), des exercices de force complexes (comme les deadlights, les squats avec des poids lourds) et un cardio avancé.
- Les athlètes avancés peuvent également s'engager dans des entraînements spécialisés tels que l'haltérophilie olympique ou des sports d'endurance comme les marathons.
- Un programme d'entraînement avancé peut inclure 5 à 6 jours d'exercice avec des périodes de repos et de récupération stratégiques.

Types d'exercices pour la force, le cardio et la souplesse

• Cette section classe différents types d'exercices en fonction de leur objectif : force, cardio et souplesse, expliquant pourquoi une approche équilibrée des trois est essentielle pour une routine de remise en forme complète.

1. **Entraînement musculaire**:

• L'entraînement en force vise à développer les muscles et à améliorer l'endurance. Il comprend un entraînement en résistance avec des poids, des bandes de résistance ou des exercices au poids du corps.

• Cette section couvre des exercices tels que les squats, les deadlights, les développé couchés et les fentes, détaillant comment ils ciblent des groupes musculaires spécifiques.

• Les lecteurs découvriront les avantages de la musculation, tels que l'augmentation de la masse musculaire, l'amélioration du métabolisme et une meilleure stabilité des articulations.

2. **Cardio (exercice aérobique)**:

• Les exercices cardio améliorent la santé cardiaque, augmentent l'endurance et brûlent des calories. Parmi les exemples, citons la course à pied, le vélo, la natation et l'entraînement par intervalles à haute intensité (HIIT).

• Cette section détaillera comment structurer les séances d'entraînement cardio pour améliorer l'endurance et la force cardiovasculaire, que ce soit par le biais d'un cardio à régime permanent (course à pied, vélo) ou d'un entraînement par intervalles (courtes périodes d'effort de haute intensité).

- Les bienfaits du cardio, notamment la perte de graisse, l'amélioration de la fonction cardiaque et pulmonaire et de meilleurs niveaux d'énergie, sont soulignés.

3. **Flexibilité (Entraînement à la mobilité):**

- Les exercices de flexibilité aident à maintenir et à améliorer l'amplitude des mouvements des articulations et des muscles, prévenant ainsi les blessures et facilitant la récupération.

- L'importance des étirements, à la fois dynamiques et statiques, sera expliquée, ainsi que les bienfaits d'activités comme le yoga ou le Pilates.

- Les lecteurs apprendront que l'entraînement en souplesse est essentiel à la condition physique générale, car il améliore la qualité du mouvement et réduit les tensions musculaires, en particulier après des séances de musculation ou de cardio.

Intégrer des jours de repos et des périodes de récupération dans les routines d'entraînement

- Cette section se concentre sur l'importance du repos et de la récupération dans une routine de remise en forme, démystifiant le mythe selon lequel s'entraîner tous les jours conduit à des résultats plus rapides.

1. **L'importance du repos**:

- Les jours de repos permettent aux muscles de se réparer et de se développer, réduisant ainsi le risque de blessure et prévenant l'épuisement professionnel.

- Cette partie explique comment le surentraînement peut entraîner épuisement, fatigue et diminution des performances. Pour des résultats optimaux, le repos est aussi important que les séances d'entraînement elles-mêmes.

2. **Types de récupération**:

- La récupération active, comme les étirements légers ou le cardio de faible intensité (comme la marche ou la natation), sera abordée comme un moyen de maintenir le corps en mouvement sans le fatiguer.

- La récupération passive, qui comprend un repos complet, est recommandée pour les programmes d'entraînement plus intenses, permettant au corps de récupérer complètement.

3. **Comment planifier les jours de repos**:

- Des directives seront fournies sur la fréquence à laquelle planifier les jours de repos en fonction du niveau de forme physique et des objectifs de l'individu.

- Pour les débutants, 2 à 3 jours de repos par semaine peuvent être suggérés, tandis que les athlètes intermédiaires et avancés peuvent intégrer 1 à

2 jours de repos ainsi que des jours de récupération active.

Comment adapter les routines d'exercice aux objectifs individuels (perte de poids, gain musculaire, etc.)

- Cette section enseigne aux lecteurs comment adapter leurs routines d'exercice à leurs objectifs de remise en forme spécifiques, qu'il s'agisse de perte de poids, de gain musculaire ou d'amélioration de l'endurance.

1. **Perte de poids**:

- Pour les personnes souhaitant perdre du poids, le chapitre expliquera comment créer un déficit calorique grâce à un mélange de cardio et de musculation.

- Le cardio aidera à brûler des calories, tandis que la musculation assurera la rétention musculaire à mesure que la graisse est perdue.

- Les lecteurs découvriront l'importance de la cohérence, d'une nutrition adéquate et de la combinaison d'un entraînement par intervalles à haute intensité (HIIT) avec un cardio à l'état stable pour une perte de graisse efficace.

2. **Gain musculaire**:

- Pour ceux qui souhaitent développer leurs muscles, cette section met l'accent sur la musculation comme élément clé.

- Les exercices ciblant les principaux groupes musculaires (par exemple, le développé couché, les squats et les deadlights) seront mis en évidence, ainsi que l'importance de la surcharge progressive, c'est-à-dire l'augmentation progressive du poids ou de la résistance pour défier continuellement les muscles.

- Le chapitre aborde également l'importance de la consommation de protéines dans la réparation et la croissance musculaire, ainsi que la nécessité d'un repos et d'une récupération adéquats entre les séances de musculation intenses.

3. **Endurance améliorée:**

- Les personnes cherchant à améliorer leur endurance bénéficieront de routines qui augmentent progressivement la capacité aérobique.

- Des routines de course de longue distance, de natation ou de vélo seront décrites, avec des conseils sur la façon de développer l'endurance grâce à un entraînement régulier et par intervalles.

- L'entraînement d'endurance nécessite une progression graduelle, et cette section fournit des stratégies pour améliorer la capacité cardiovasculaire sans provoquer d'épuisement professionnel ni de blessure.

Conclusion:
Créer une routine d'exercice durable

-     Le chapitre se termine par des conseils pratiques sur la façon de créer une routine d'exercice durable et agréable.

-     Il est rappelé aux lecteurs de privilégier la cohérence plutôt que l'intensité, d'écouter leur corps et d'adapter leurs séances d'entraînement à l'évolution de leur niveau de forme physique et de leurs objectifs.

-     L'objectif est de créer une routine équilibrée qui comprend la force, le cardio et la flexibilité tout en intégrant le repos et la récupération pour assurer le succès à long terme et la prévention des blessures.

Ce chapitre fournit aux lecteurs les outils nécessaires pour concevoir des routines d'entraînement personnalisées et efficaces, adaptées à différents niveaux de forme physique et objectifs, tout en soulignant l'importance de la variété, du repos et de la récupération.

Entraînements traditionnels vs. approches modernes

Aperçu des tendances fitness populaires : HIIT, Cross Fit, Sumba et plus encore

• Cette section commence par présenter l'essor des tendances modernes en matière de fitness qui ont gagné en popularité à l'échelle mondiale en raison de leur nature dynamique et de leurs environnements communautaires.

1. **HIIT (Entraînement par intervalles à haute intensité)**:

▪ Le HIIT consiste en de courtes périodes d'activité intense suivies de brèves périodes de récupération. Cette méthode est conçue pour maximiser la dépense calorique en un minimum de temps.

▪ Le chapitre souligne comment le HIIT est devenu un favori pour les personnes ayant des horaires chargés et à la recherche d'entraînements efficaces, car il stimule la santé cardiovasculaire, améliore le métabolisme et aide à brûler les graisses.

2. **CrossFit**:

▪ Le Cross Fit est un programme de remise en forme de haute intensité qui combine l'haltérophilie, le cardio et les mouvements fonctionnels, souvent réalisés dans un cadre de groupe compétitif.

▪ Cette section expliquera comment Cross Fit favorise la force, l'endurance et l'agilité tout en créant un fort sentiment de communauté parmi les participants.

▪ Bien qu'efficace, ce guide mentionne également l'importance d'une bonne forme et de la prévention des blessures lors de la participation à des activités aussi intenses.

3.   **Sumba**:

- Sumba est un entraînement basé sur la danse qui allie fitness et plaisir, en utilisant une musique entraînante et des mouvements chorégraphiés.

- Cette section explique comment Sumba offre un entraînement cardio complet du corps qui améliore l'endurance, la coordination et l'humeur générale, ce qui le rend particulièrement attrayant pour ceux qui aiment les environnements de groupe et les mouvements créatifs.

4.   **Autres tendances (Yoga, Pilates, Bare)**:

- Le chapitre abordera d'autres tendances modernes en matière de fitness, notamment le yoga, le Pilates et le Bare, chacun avec ses avantages uniques comme l'amélioration de la flexibilité, de la force de base et de la clarté mentale.

- Ces exercices combinent bien-être physique et mental, ce qui en fait des choix populaires pour les personnes cherchant à améliorer la mobilité, l'équilibre et la pleine conscience.

Exercices traditionnels : les bienfaits de la marche, de la course et de l'haltérophilie

- Cette section se penche sur les formes traditionnelles d'exercice qui ont résisté à l'épreuve du temps, offrant des avantages significatifs pour la santé.

1. **Marche**:

- La marche est l'une des formes d'exercice les plus simples mais les plus efficaces, adaptée à tous les âges et à tous les niveaux de forme physique.

- Les bienfaits de la marche comprennent une meilleure santé cardiovasculaire, une meilleure clarté mentale et une meilleure gestion du poids. La marche a également un faible impact, ce qui la rend idéale pour les personnes souffrant de problèmes articulaires ou celles qui commencent un parcours de remise en forme.

2. **En cours d'exécution**:

- La course à pied est depuis longtemps un exercice de référence pour améliorer l'endurance, la forme cardiovasculaire et la santé mentale.

- Cette section explique comment la course à pied aide à développer l'endurance, à brûler des calories et à réduire le stress grâce à la libération d'endorphines.

- Il aborde également l'importance de techniques de course et de chaussures appropriées pour éviter les blessures.

3. **Haltérophilie**:

- L'haltérophilie est un exercice classique pour développer la force musculaire, améliorer la densité osseuse et stimuler le métabolisme.

- Le chapitre explique comment l'haltérophilie traditionnelle (par exemple, les squats, les deadlights et les développé couchés) cible les principaux groupes musculaires et contribue à la force et au tonus général du corps.

- Les lecteurs découvriront également les avantages à long terme de l'intégration de l'entraînement en résistance dans leurs routines, tels que l'amélioration de la posture, de la santé des articulations et du métabolisme.

Évaluation de l'efficacité des méthodes modernes de conditionnement physique

- Cette section examine de manière critique l'efficacité des tendances modernes en matière de fitness par rapport aux entraînements traditionnels. Elle évalue les avantages et les inconvénients de chaque tendance en fonction de facteurs tels que les résultats, la durabilité, le risque de blessure et l'accessibilité.

1. **Efficacité du HIIT**:

- Le HIIT est efficace pour la perte de graisse, l'endurance et les entraînements efficaces en termes de temps, mais il peut ne pas être durable pour un exercice quotidien à long terme en raison de son intensité et de ses besoins de récupération.

- Cette section explique comment le HIIT convient aux personnes ayant des objectifs de perte de poids ou de force, mais peut nécessiter une supervision appropriée pour éviter l'épuisement ou les blessures.

2. **L'attrait et les risques du Cross Fit**:

- Le Cross Fit est très efficace pour développer la condition physique générale et la force fonctionnelle, mais il présente également un risque plus élevé de blessure en raison de la nature intense et compétitive des entraînements.

- Cette partie du chapitre met l'accent sur l'importance d'un encadrement professionnel et d'une forme appropriée pour les participants au Cross Fit afin de prévenir les blessures courantes.

3. **Le facteur plaisir de Sumba**:

- La sumba est idéale pour les personnes qui aiment les séances d'entraînement en groupe et qui souhaitent améliorer leur santé cardiovasculaire tout en s'amusant. Elle est efficace pour améliorer l'humeur, la coordination et l'endurance.

▪ Cependant, Sumba n'est peut-être pas la meilleure option pour les personnes recherchant un entraînement en force ou des objectifs corporels spécifiques comme le renforcement musculaire.

4. **Yoga et Pilates pour la flexibilité et la santé mentale**:

▪ Bien que le yoga et le Pilates se concentrent davantage sur la flexibilité, la force musculaire et la relaxation mentale, ils ne sont pas aussi intensifs pour les objectifs cardiovasculaires ou de perte de poids.

▪ Ces pratiques sont très efficaces pour soulager le stress, prendre conscience du corps et favoriser la mobilité globale, ce qui en fait d'excellents exercices complémentaires à des routines plus vigoureuses.

Comment choisir le meilleur entraînement en fonction de vos objectifs de remise en forme

• Dans cette section, les lecteurs trouveront des conseils pratiques sur la façon de sélectionner la bonne méthode d'entraînement en fonction de leurs objectifs de remise en forme individuels tels que la perte de poids, le gain musculaire, l'endurance ou le bien-être mental.

1. **Pour perdre du poids**:

▪ Les routines cardio-vasculaires comme le HIIT, le Cross Fit, la course à pied ou le Sumba sont idéales pour ceux qui se concentrent sur la perte de graisse en raison de leur potentiel élevé de combustion des calories.

▪ La section souligne également l'importance de combiner cardio et musculation pour préserver la masse musculaire lors de la perte de poids.

2. **Pour le gain musculaire**:

▪ Les routines d'haltérophilie et axées sur la force sont les plus efficaces pour développer et sculpter la masse musculaire.

▪ Les lecteurs souhaitant gagner du muscle sont encouragés à intégrer des techniques de surcharge progressive (augmentation du poids ou de la résistance) et à privilégier la récupération entre les séances de musculation.

3. **Pour l'endurance et la résistance**:

▪ La course à pied, la natation, le vélo et les séances d'entraînement cardio plus longues sont parfaites pour les personnes qui cherchent à améliorer leur endurance et leur santé cardiovasculaire.

▪ Ce chapitre explique comment augmenter progressivement l'endurance en prolongeant la durée et l'intensité de l'entraînement.

4.	**Pour la flexibilité et la santé mentale**:
- 	Le yoga, le Pilates et les exercices corps-esprit sont recommandés pour ceux qui privilégient la flexibilité, l'équilibre et la clarté mentale.
- 	Cette section souligne l'importance de combiner ces exercices plus lents avec des routines plus vigoureuses pour obtenir un programme de remise en forme complet.

Conclusion:
Adopter le meilleur des deux mondes

- Le chapitre se termine en encourageant les lecteurs à adopter une approche équilibrée du fitness, en combinant à la fois des exercices traditionnels et des tendances modernes pour atteindre leurs objectifs.

- Il souligne que la clé du succès à long terme est de trouver une routine d'entraînement qui soit non seulement efficace, mais également agréable et durable.

- Que ce soit par la simplicité de la marche ou par l'intensité du HIIT, le chapitre renforce l'idée que la cohérence, la variété et la personnalisation sont essentielles pour créer une routine de remise en forme efficace.

Ce chapitre aide les lecteurs à comprendre les différences entre les entraînements traditionnels et les tendances modernes en matière de fitness, les guidant pour faire des choix éclairés en fonction de leurs objectifs et préférences spécifiques.

Forme physique pour tous les groupes d'âge

Programmes d'exercices personnalisés pour enfants, adultes et personnes âgées

- Cette section souligne l'importance d'adapter les routines d'exercice pour répondre aux besoins spécifiques des différents groupes d'âge (enfants, adultes et personnes âgées), en reconnaissant que chaque étape de la vie a des exigences physiques et psychologiques uniques.

1. **Enfants**:

- L'accent est ici mis sur la promotion d'un mode de vie actif dès le plus jeune âge.

- Les activités recommandées comprennent le jeu libre, les sports d'équipe et les exercices adaptés à l'âge qui améliorent la motricité, la coordination et la forme cardiovasculaire.

- Les directives suggèrent au moins 60 minutes d'activité physique par jour, incorporant un mélange d'activités aérobiques, de renforcement musculaire et de renforcement osseux.

- L'accent est mis sur le fait de rendre la pratique du sport agréable afin d'inculquer des habitudes durables, comme la danse, la natation ou les jeux.

2. **Adultes**:

- Les adultes bénéficient d'une routine équilibrée qui comprend des exercices cardiovasculaires, de musculation et de flexibilité.

- Cette section met en évidence les lignes directrices recommandées de 150 minutes d'activité aérobique modérée ou de 75 minutes d'activité vigoureuse chaque semaine, complétées par des exercices de musculation au moins deux fois par semaine.

- L'importance de se fixer des objectifs de remise en forme personnels (gestion du poids, gain musculaire, santé globale) est abordée, ainsi que les avantages des cours collectifs ou des partenaires d'entraînement pour rester motivé.

3. **Aînés**:

- La remise en forme des seniors se concentre sur le maintien de la mobilité, de l'équilibre et de la force pour favoriser l'indépendance et prévenir les chutes.

- Les routines sur mesure peuvent inclure du cardio à faible impact (comme la marche ou le vélo), de la musculation avec des poids plus légers ou des bandes de résistance et des exercices de flexibilité comme les étirements et le yoga.

- La sécurité est une priorité, avec des exercices conçus pour améliorer

- Coordination et stabilité.

- Coordination et stabilité.

L'importance de la forme physique à différentes étapes de la vie

- Cette section explique comment les besoins en matière de condition physique évoluent tout au long de la vie et comment l'exercice régulier joue un rôle essentiel dans le bien-être physique et mental à chaque étape.

1. **Enfance**:

- L'activité physique favorise une croissance et un développement sains, améliore les compétences sociales et renforce l'estime de soi.
- L'exercice régulier aide à lutter contre l'obésité infantile et établit les bases d'habitudes saines qui perdurent jusqu'à l'âge adulte.

2. **L'âge adulte**:

- Pour les adultes, la forme physique est essentielle pour maintenir un poids santé, réduire le risque de maladies chroniques (comme les maladies cardiaques, le diabète et l'hypertension) et améliorer la santé mentale.
- L'exercice régulier contribue à augmenter les niveaux d'énergie, à améliorer la productivité et à améliorer la qualité du sommeil.

3. **Personnes âgées**:

- Au cours des dernières années, la forme physique est essentielle pour préserver l'indépendance, améliorer la qualité de vie et maintenir les capacités physiques.
- L'exercice régulier peut aider à prévenir ou à gérer les maladies liées à l'âge comme l'ostéoporose, l'arthrite et le déclin cognitif, favorisant ainsi la longévité et une meilleure santé globale.

Considérations particulières pour les aînés : santé des os, mobilité des articulations et équilibre

- Cette section aborde des considérations spécifiques en matière de condition physique pour les personnes âgées, en soulignant l'importance d'exercices ciblés pour lutter contre les changements liés à l'âge.

1. **Santé des os**:

- Les exercices de port de poids (comme la marche, le jogging et la musculation) sont reconnus pour leur rôle dans le maintien de la densité osseuse et la prévention de l'ostéoporose.

- Le chapitre traitera des bienfaits de la vitamine D et du calcium pour soutenir la santé des os.

2. **Mobilité articulaire**:

- Des exercices à faible impact (comme la natation ou le vélo) qui minimisent le stress articulaire sont recommandés pour les personnes âgées souffrant d'arthrite ou de problèmes articulaires.

- L'importance des exercices de flexibilité et des étirements est soulignée pour maintenir l'amplitude de mouvement des articulations et prévenir la raideur.

3. **Équilibre**:

- La prévention des chutes est une préoccupation importante pour les personnes âgées, et cette section présente des exercices qui améliorent l'équilibre et la coordination.

- Des activités comme le tai-chi, l'entraînement à l'équilibre et les exercices de stabilité sont suggérés pour réduire les risques de chutes et de blessures.

Exercices sécuritaires pour les personnes âgées et maintien de la forme physique à un âge avancé

- Cette section vise à offrir des options d'exercice sécuritaires et efficaces aux personnes âgées tout en soulignant l'importance de maintenir la forme physique tout au long des dernières étapes de la vie.

1. **Exercices sécuritaires**:

- Les exercices recommandés pour les personnes âgées comprennent :

- **Marche**:Une forme d'exercice à faible impact et facilement accessible qui favorise la santé cardiovasculaire.

- **Exercices sur chaise**:Entraînements assis qui améliorent la force et la flexibilité sans risquer de chuter.

- **Entraînement avec bande de résistance**:Entraînement musculaire doux et sans danger pour les articulations tout en améliorant le tonus musculaire.

- **Aquagym**:Offre une résistance et des bienfaits cardiovasculaires sans exercer de pression sur les articulations.

2. **Maintenir sa forme physique**:

- Ce chapitre fournira des stratégies permettant aux personnes âgées de rester motivées et engagées dans une routine d'exercice régulière.

- Les conseils peuvent inclure l'établissement d'objectifs de remise en forme réalistes, la participation à des cours ou à des groupes communautaires pour le soutien social et l'intégration de l'activité physique dans les routines quotidiennes (comme le jardinage ou la promenade du chien).

- L'importance de procéder à des examens de santé réguliers et de consulter des prestataires de soins de santé avant de commencer tout nouveau programme d'exercice est soulignée pour garantir la sécurité.

Conclusion:
La forme physique à vie pour tous

- Le chapitre conclut en renforçant l'idée que la forme physique est un parcours qui dure toute la vie et qui doit être adapté pour répondre aux besoins changeants des individus à mesure qu'ils vieillissent.

- Des encouragements sont fournis aux lecteurs pour trouver des activités agréables à leurs étapes de vie respectives, favorisant une approche holistique de la santé qui englobe le bien-être physique, mental et émotionnel.

- En comprenant les besoins uniques en matière de condition physique de chaque groupe d'âge, les individus peuvent faire des choix éclairés qui contribuent à une vie plus saine et plus active.

Ce chapitre met l'accent sur l'importance de la forme physique à différentes étapes de la vie, en fournissant des conseils personnalisés pour garantir que les individus de tous âges puissent s'engager dans des routines d'exercice sûres et efficaces qui favorisent leur santé et leur bien-être général.

Surmonter les paliers de remise en forme

Comprendre les paliers de condition physique : pourquoi ils se produisent et comment les surmonter

- Cette section présente le concept de plateaux de condition physique, en expliquant ce qu'ils sont et pourquoi ils se produisent au cours d'un parcours de remise en forme. Un plateau est une période pendant laquelle les progrès stagnent et les individus peuvent avoir du mal à réaliser de nouveaux gains en force, en endurance ou à perdre du poids.

1. **Raisons physiologiques**:

- Le corps s'adapte aux contraintes qui lui sont imposées pendant les séances d'entraînement, ce qui entraîne une diminution des résultats obtenus au fil du temps. À mesure que les muscles se renforcent et deviennent plus efficaces, le stimulus initial peut ne plus donner les mêmes résultats.

- Les changements hormonaux, la fatigue et une récupération insuffisante peuvent également contribuer aux plateaux.

2. **Facteurs psychologiques**:

- La fatigue mentale ou l'ennui peuvent entraîner une diminution de la motivation, ce qui se traduit par une diminution de l'intensité ou de l'engagement pendant les entraînements.

- Les facteurs de stress extérieurs à la condition physique peuvent affecter les niveaux de performance et de motivation, conduisant à une perception de plateau.

3. **Reconnaître un plateau**:

- Les lecteurs apprendront à identifier le moment où ils connaissent un plateau, comme des entraînements réguliers sans aucune amélioration des performances, de la force ou des changements dans la composition corporelle.

Stratégies pour franchir les plateaux : routines variées, intensité croissante, etc.

- Cette section fournit des stratégies pratiques pour aider les lecteurs à surmonter les plateaux et à relancer les progrès dans leur parcours de remise en forme.

1. **Routines variées**:

- Changez vos routines d'entraînement toutes les quelques semaines pour mettre votre corps à l'épreuve différemment. Cela peut inclure la modification des exercices, la modification des schémas de répétition ou l'essai de nouveaux formats d'entraînement (comme le passage de l'haltérophilie traditionnelle à l'entraînement en circuit).

- L'introduction de nouvelles activités (comme des cours de danse, des arts martiaux ou des sports de plein air) peut également raviver la motivation et l'engagement.

2. **Intensité croissante**:

- Augmenter progressivement l'intensité des entraînements par des méthodes telles que soulever des poids plus lourds, augmenter la durée des séances de cardio ou réduire les temps de repos peut stimuler la croissance musculaire et améliorer l'endurance cardiovasculaire.

- Le concept de surcharge progressive est introduit, soulignant l'importance de mettre continuellement les muscles au défi pour favoriser la croissance et l'adaptation.

3. **Intégrer différents styles de formation**:

- Les lecteurs découvriront différents styles d'entraînement tels que l'entraînement par intervalles à haute intensité (HIIT), l'entraînement en circuit et les supersets qui peuvent bouleverser les routines et franchir les plateaux.

- L'importance d'intégrer la musculation, le conditionnement cardiovasculaire et le travail de flexibilité dans les routines est soulignée.

4. **Formation croisée**:

- L'entraînement croisé consiste à pratiquer une variété d'exercices et de sports pour travailler différents groupes musculaires, réduire le risque de blessure et prévenir l'épuisement professionnel.

- Cette stratégie permet une approche plus holistique de la remise en forme, aidant à briser la monotonie tout en atteignant les objectifs de remise en forme.

Le rôle de la nutrition et de la concentration mentale pour surmonter la stagnation

- La nutrition joue un rôle crucial dans la progression de la condition physique, et cette section souligne l'importance de bonnes habitudes alimentaires pour soutenir les efforts physiques.

1. **Ajuster l'apport nutritionnel**:

- Les lecteurs apprendront à évaluer leur alimentation actuelle pour s'assurer qu'elle correspond à leurs objectifs de remise en forme. Par exemple, les personnes qui cherchent à perdre du poids peuvent avoir besoin d'ajuster leur apport calorique, tandis que les personnes qui souhaitent développer leur masse musculaire peuvent avoir besoin de plus de protéines.

- L'importance du timing des nutriments, comme la consommation d'une nutrition adéquate avant et après l'entraînement, est discutée.

2. **Hydratation**:

- Une bonne hydratation est essentielle pour une performance et une récupération optimales. La déshydratation peut entraîner une diminution des niveaux d'énergie et une altération des performances.

▪ Les lecteurs recevront des conseils sur la façon de maintenir l'hydratation tout au long de la journée et surtout pendant les séances d'entraînement.

3. **Concentration mentale**:

▪ La concentration et l'état d'esprit sont essentiels pour surmonter les paliers de forme physique. Des stratégies telles que la visualisation, la définition d'objectifs et les techniques de pleine conscience peuvent aider à maintenir la motivation et l'engagement.

▪ Le chapitre discutera de l'importance d'un discours intérieur positif et de la culture d'un état d'esprit de croissance, qui met l'accent sur la résilience et l'adaptabilité face aux défis.

Fixer des objectifs de remise en forme réalistes et suivre les progrès

• Il est essentiel de fixer des objectifs de remise en forme réalisables et réalistes pour maintenir la motivation et mesurer les progrès.

1. **Objectifs SMART**:

▪ Les lecteurs seront initiés aux critères SMART pour l'établissement d'objectifs (spécifiques, mesurables, atteignables, pertinents et limités dans le temps) pour les aider à créer des objectifs réalisables et réalisables.

▪ Des exemples d'objectifs SMART dans divers domaines de la condition physique (comme la perte de poids, le gain de force ou l'amélioration de l'endurance) seront fournis.

2. **Suivi des progrès**:

- L'importance du suivi des séances d'entraînement, de la nutrition et des mensurations corporelles pour surveiller efficacement les progrès est soulignée. Cela peut se faire par le biais d'applications de fitness, de journaux ou d'appareils portables.
- Des évaluations régulières des progrès permettent d'identifier précocement les paliers et de procéder aux ajustements nécessaires.

3. **Célébrer les petites victoires**:

- Les lecteurs sont encouragés à célébrer les étapes importantes du parcours, aussi petites soient-elles, afin de maintenir la motivation et de reconnaître les efforts déployés.
- Reconnaître les progrès contribue à favoriser une attitude positive envers la forme physique et renforce l'engagement envers les objectifs à long terme.

Conclusion:
La persévérance et l'adaptation sont essentielles

- Le chapitre conclut en renforçant l'idée que les plateaux font partie intégrante de tout parcours de remise en forme. La persévérance, l'adaptabilité et une approche proactive du changement sont essentielles pour surmonter la stagnation.
- Les lecteurs sont encouragés à embrasser le voyage, à en apprendre continuellement sur leur corps et à explorer de nouvelles façons de se mettre au défi pour continuer à progresser dans leurs efforts de remise en forme.

Ce chapitre vise à fournir aux lecteurs les connaissances et les stratégies nécessaires pour surmonter efficacement les plateaux de condition physique, en soulignant l'importance des aspects physiques et mentaux de la condition physique.

La technologie au service du fitness : l'avenir de la santé

L'essor des applications de fitness, des objets connectés et des technologies intelligentes

- Le monde du fitness a connu une transformation radicale avec l'arrivée de la technologie, qui a donné naissance à des applications de fitness, à des appareils portables et à des technologies intelligentes. Ces innovations ont permis aux individus de s'engager plus facilement dans des activités de fitness et de suivre leurs paramètres de santé.

1. **Applications de remise en forme**:

- Les applications de fitness sont devenues des outils essentiels pour les utilisateurs qui cherchent à améliorer leur santé. Des applications comme My Fitness Pal, Strata et Fit bit permettent aux utilisateurs d'enregistrer leurs séances d'entraînement, de suivre les calories et de surveiller leurs progrès. Elles proposent des programmes d'entraînement personnalisés, des plans nutritionnels et des fonctionnalités sociales qui encouragent le soutien communautaire.

- Les utilisateurs peuvent trouver une multitude de ressources, des vidéos pédagogiques aux articles sur la forme physique et la nutrition, le tout au même endroit, ce qui permet de rester informé et motivé.

2. **Les objets portables**:

- Les technologies portables, comme les montres connectées et les trackers d'activité, ont gagné en popularité. Des appareils comme l'Apple Watch, Fit bit et Garmin suivent non seulement l'activité quotidienne, mais surveillent également la fréquence cardiaque, les habitudes de sommeil et d'autres statistiques vitales.

- Ces appareils fournissent un retour d'information en temps réel, ce qui permet aux utilisateurs de rester responsables et d'ajuster leurs activités en fonction de leurs indicateurs de performance. Les appareils portables peuvent également s'intégrer à des applications de fitness pour offrir aux utilisateurs une vue plus complète de leur parcours de santé.

3. **Technologie intelligente**:

- Les technologies intelligentes, notamment les équipements de gym connectés, ont rendu les séances d'entraînement plus interactives. Des équipements comme les vélos Peloton et Mirror proposent des cours virtuels et des retours en temps réel, permettant aux utilisateurs de participer à des séances d'entraînement engageantes depuis chez eux.

- La commodité des séances d'entraînement à la demande et du coaching virtuel a rendu le fitness plus accessible à un public plus large, répondant à différentes préférences et horaires.

Comment utiliser la technologie pour suivre et améliorer les progrès de la condition physique

• La technologie offre différentes façons d'améliorer les progrès de la condition physique grâce au suivi et aux conseils personnalisés.

1. **Suivi des indicateurs**:

• Les utilisateurs peuvent utiliser des applications et des objets connectés pour surveiller les indicateurs clés de leur condition physique, tels que le nombre de pas effectués, les calories brûlées, la fréquence cardiaque et l'intensité de l'entraînement. Ces données aident les individus à comprendre leurs tendances de performance au fil du temps.

• La définition d'objectifs spécifiques au sein des applications permet aux utilisateurs de se concentrer sur des résultats mesurables, ce qui facilite la visualisation des progrès et la réalisation des ajustements nécessaires.

2. **Recommandations personnalisées**:

• De nombreuses applications de fitness utilisent des algorithmes pour analyser les données des utilisateurs et fournir des suggestions d'entraînement personnalisées et des conseils nutritionnels. Cette personnalisation garantit que les utilisateurs suivent des programmes adaptés à leurs objectifs et à leur niveau de forme physique.

• La mise à jour régulière des objectifs en fonction des performances et des commentaires contribue à maintenir la motivation et le défi des utilisateurs.

3. **Responsabilité et motivation**:

• Les fonctionnalités sociales des applications de fitness permettent aux utilisateurs de se connecter avec leurs amis et de participer à des défis, favorisant ainsi un sentiment de communauté et de responsabilité. Le partage des progrès et des réalisations peut encourager la cohérence et la motivation.

▪ Les éléments de gazéification, tels que les badges et les récompenses, peuvent rendre le parcours de remise en forme plus attrayant, incitant les utilisateurs à rester fidèles à leurs objectifs.

Avantages et inconvénients de l'utilisation de la technologie pour atteindre des objectifs de remise en forme

• Bien que la technologie offre de nombreux avantages, il est essentiel de considérer les inconvénients potentiels.

1. **Avantages**:

▪ **Accessibilité**:La technologie a rendu les informations et les conseils en matière de remise en forme accessibles à toute personne possédant un smartphone ou un appareil portable, supprimant ainsi les barrières à l'entrée.

▪ **Commodité**:Les utilisateurs peuvent accéder aux séances d'entraînement, aux plans nutritionnels et aux outils de suivi de n'importe où, ce qui facilite l'intégration du fitness dans des modes de vie chargés.

▪ **Informations basées sur les données**:La possibilité de suivre les progrès avec précision permet aux utilisateurs de prendre des décisions éclairées concernant leurs routines de remise en forme et leurs habitudes alimentaires.

2. **Inconvénients**:

▪ **Dépendance excessive à la technologie**:Certaines personnes peuvent devenir trop dépendantes de la technologie, ce qui entraîne de la frustration lorsque les objectifs ne sont pas atteints ou lorsque les appareils ne fonctionnent pas correctement.

- **Surcharge d'informations**:La grande quantité de données disponibles peut être écrasante et les utilisateurs peuvent avoir du mal à discerner quelles informations sont pertinentes pour leur parcours de remise en forme personnel.
- **Coût**:Les appareils portables et les applications de fitness de haute qualité peuvent nécessiter un investissement financier, ce qui peut constituer un obstacle pour certaines personnes.

L'avenir du fitness : entraînements virtuels, entraîneurs IA et bien plus encore

• L'industrie du fitness est en constante évolution et plusieurs tendances indiquent ce que l'avenir nous réserve.

1. **Entraînements virtuels**:

• La popularité des séances d'entraînement virtuelles a augmenté pendant la pandémie de COVID-19 et devrait rester une part importante de la culture du fitness. Les cours à la demande et les sessions en direct permettent aux individus de s'entraîner dans le confort de leur domicile tout en bénéficiant des instructions d'un expert.

• L'intégration des technologies de réalité augmentée (AR) et de réalité virtuelle (VR) peut améliorer ces expériences, rendant les séances d'entraînement plus immersives et engageantes.

2. **Formateurs en IA**:

• L'intelligence artificielle est de plus en plus utilisée pour créer des coachs virtuels qui proposent un accompagnement et un suivi personnalisés. Ces systèmes d'IA peuvent analyser les données des utilisateurs et proposer des programmes d'entraînement personnalisés et des conseils nutritionnels.

• Le potentiel de l'IA à fournir un retour d'information en temps réel pendant les séances d'entraînement pourrait révolutionner la façon dont les individus abordent la forme physique, en offrant des corrections et des suggestions immédiates pour améliorer les performances.

3. **Informations sur la santé basées sur les données**:

• À mesure que la technologie progresse, les appareils portables sont susceptibles de fournir des informations encore plus complètes sur la santé, notamment en suivant le taux métabolique et en prédisant les risques de blessures. Ces données pourraient aider les utilisateurs à adapter leurs routines de remise en forme pour optimiser leurs performances et leur récupération.

- L'avenir pourrait voir une plus grande intégration de la technologie du fitness aux systèmes de santé, permettant une approche plus holistique du bien-être.

Conclusion:
Adopter la technologie pour un avenir plus sain

- La technologie a remodelé la façon dont les individus abordent la forme physique, en proposant des outils qui améliorent le suivi, la motivation et l'accessibilité. Alors que le secteur continue d'innover, les utilisateurs peuvent s'attendre à des expériences de fitness encore plus personnalisées et engageantes.

- Adopter la technologie comme alliée dans le parcours de remise en forme peut conduire à des améliorations significatives de la santé et du bien-être. La clé est de trouver un équilibre entre l'utilisation de ces outils et le maintien d'une approche consciente et intuitive de la remise en forme qui donne la priorité aux objectifs personnels et au plaisir.

Ce chapitre explore le rôle dynamique de la technologie dans le paysage du fitness, en soulignant ses avantages tout en encourageant les lecteurs à rester attentifs et adaptables lorsqu'ils parcourent leur parcours de remise en forme.

Le lien entre la forme physique et la longévité

Recherche sur la façon dont l'exercice physique prolonge la durée de vie et améliore la qualité de vie

- De nombreuses études ont démontré une forte corrélation entre une activité physique régulière et une augmentation de la durée de vie. Les recherches indiquent que la pratique d'une activité physique peut prolonger la vie en réduisant le risque de maladies chroniques et en améliorant la santé générale.

1. **La science derrière la longévité**:

- Des études publiées dans des revues comme JAMA Internal Medicine ont montré que même une activité physique modérée peut entraîner une réduction significative des taux de mortalité. Par exemple, il a été démontré que les personnes qui pratiquent au moins 150 minutes d'exercice aérobique modéré par semaine vivent plus longtemps que celles qui sont sédentaires.

- L'exercice a été associé à divers mécanismes biologiques qui favorisent la longévité, notamment une meilleure santé cardiovasculaire, une fonction métabolique renforcée et un meilleur équilibre hormonal.

2. **Qualité de vie**:

- Au-delà de l'allongement de la durée de vie, l'exercice régulier contribue à une meilleure qualité de vie. Les personnes physiquement actives font souvent état d'une meilleure santé mentale, d'un niveau d'énergie accru et d'une amélioration des fonctions cognitives.

- L'exercice favorise les liens sociaux et peut améliorer le bien-être émotionnel, qui sont des éléments essentiels d'une vie épanouissante.

Prévenir les maladies liées à l'âge grâce à une activité physique régulière

- L'exercice régulier joue un rôle crucial dans la prévention de diverses maladies liées à l'âge, ce qui en fait un aspect essentiel d'un vieillissement en bonne santé.

1. **Santé cardiovasculaire**:

- L'activité physique régulière renforce le cœur, améliore la circulation et réduit le risque de maladie cardiaque et d'hypertension. Les exercices aérobiques, comme la marche, la natation et le vélo, sont particulièrement bénéfiques pour la santé cardiaque.

2. **Gestion du diabète**:

- L'exercice physique améliore la sensibilité à l'insuline et le métabolisme du glucose, réduisant ainsi le risque de diabète de type 2. Une activité physique régulière aide à maintenir un poids santé et à réduire le taux de sucre dans le sang, ce qui est essentiel pour prévenir le diabète.

3. **Santé des os et des articulations**:

- Les exercices de port de poids, comme la musculation et la marche, favorisent la densité osseuse et aident à prévenir l'ostéoporose. De plus, une activité physique régulière contribue à maintenir la souplesse des articulations et réduit le risque de complications liées à l'arthrite.

4. **Santé mentale**:

- L'activité physique est associée à un risque moindre de déclin cognitif et de troubles de santé mentale. L'exercice stimule la libération d'endorphines et de neurotransmetteurs comme la sérotonine, qui peuvent aider à soulager les symptômes de l'anxiété et de la dépression.

Comment une routine de conditionnement physique à long terme contribue à la santé physique et mentale

• L'établissement d'une routine de remise en forme à long terme offre de nombreux avantages qui vont bien au-delà de l'apparence physique.

1. **Gestion durable du poids**:

▪ Une routine d'exercice physique régulière est essentielle pour maintenir un poids santé, ce qui est essentiel pour réduire le risque de maladies chroniques. L'exercice régulier associé à une alimentation équilibrée favorise une gestion efficace du poids.

2. **Mobilité et fonctionnalité améliorées**:

▪ La pratique d'exercices variés améliore la souplesse, la force et l'équilibre, ce qui contribue à une meilleure mobilité et à une meilleure fonctionnalité à mesure que l'on vieillit. Cette capacité physique améliorée réduit le risque de chutes et de blessures.

3. **Résilience mentale renforcée**:

▪ Un engagement à long terme dans le sport favorise la résilience mentale. Surmonter les défis physiques dans la salle de sport ou pendant les séances d'entraînement se traduit par une confiance et une détermination accrues dans d'autres domaines de la vie.

▪ Il a été démontré qu'une activité physique régulière améliore la fonction cognitive et peut retarder l'apparition de maladies neurodégénératives telles que la maladie d'Alzheimer.

Exemples réels de personnes qui ont amélioré leur longévité grâce à la forme physique

- Les histoires inspirantes de personnes qui ont adopté le fitness et ont constaté des améliorations remarquables de leur santé et de leur longévité abondent.

1. **Des centenaires qui font de l'exercice**:

- De nombreux centenaires attribuent leur longévité à un mode de vie actif. Par exemple, une étude réalisée auprès de centenaires en Sardaigne, en Italie, a révélé que beaucoup d'entre eux pratiquaient régulièrement des activités physiques telles que la marche, le jardinage et l'agriculture traditionnelle, contribuant ainsi à prolonger leur espérance de vie.

2. **Influenceurs en fitness**:

- De nombreux influenceurs et défenseurs du fitness, comme Jack Leanne, qui a continué à faire de l'exercice jusqu'à ses 90 ans, démontrent les effets positifs d'un mode de vie actif. Leanne a été un pionnier du mouvement de remise en forme et a souvent parlé de l'importance de l'activité physique pour la santé et la longévité.

3. **Héros du quotidien**:

- Les histoires de personnes ordinaires, comme celle d'une grand-mère de 70 ans qui s'est mise à courir et a participé à plusieurs marathons, illustrent l'impact de la forme physique sur la santé personnelle. Ces exemples illustrent comment l'engagement à faire de l'exercice peut conduire à des améliorations significatives de la qualité de vie et de la longévité.

Conclusion:
L'impératif de la forme physique pour la longévité

- Le lien entre forme physique et longévité est confirmé par de nombreuses preuves soulignant les bienfaits d'une activité physique régulière pour prolonger la durée de vie et améliorer la qualité de vie. En prévenant les maladies liées à l'âge et en améliorant la santé mentale et physique, la forme physique devient un élément essentiel d'un mode de vie sain.

- Adopter une routine de remise en forme à long terme ne consiste pas seulement à ajouter des années à la vie ; il s'agit d'ajouter de la vie à ces années. Encourager les lecteurs à intégrer l'exercice régulier à leur routine quotidienne peut leur permettre de prendre en main leur santé et leur bien-êtrc, ouvrant ainsi la voie à une vie plus longue et plus saine.

Ce chapitre souligne le rôle important que joue la forme physique dans la promotion de la longévité, en fournissant un aperçu des avantages physiques et mentaux du maintien d'un mode de vie actif.

Créer un mode de vie durable et adapté à la forme physique

Intégrer la forme physique à la routine quotidienne pour une réussite à long terme

• Pour créer un mode de vie durable et sain, il faut commencer par intégrer l'activité physique dans la routine quotidienne. Il s'agit de faire de l'exercice physique une partie régulière et agréable de la vie, plutôt qu'une corvée.

1. **Fixez-vous des objectifs réalistes**:

▪ Il est essentiel de se fixer des objectifs de remise en forme réalisables pour réussir à long terme. Commencez par des objectifs simples et précis, comme faire de l'exercice pendant 20 minutes trois fois par semaine, puis augmentez progressivement l'intensité et la durée.

▪ L'utilisation de critères SMART (Spécifiques, Mesurables, Atteignables, Réalistes et Temporels) peut aider à formuler des objectifs clairs et réalisables.

2. **Incorporez du mouvement tout au long de la journée**:

▪ Trouver des occasions de bouger pendant les activités quotidiennes peut contribuer de manière significative à la forme physique générale. Cela peut consister à prendre les escaliers au lieu de l'ascenseur, à marcher ou à faire du vélo pour aller au travail ou à faire de courtes séances d'exercice pendant les pauses.

▪ Participer à des activités agréables, comme la danse, le jardinage ou la pratique d'un sport, peut faire en sorte que l'activité physique soit moins perçue comme un fardeau et davantage comme une partie naturelle de la vie quotidienne.

3. **Élaborer un calendrier cohérent**:

▪ La régularité est essentielle pour établir une routine de remise en forme durable. Désignez des jours et des heures spécifiques pour les séances d'entraînement et considérez-les comme des rendez-vous importants. Cet engagement contribue à renforcer l'habitude de faire régulièrement de l'exercice.

▪ Tenez un journal de remise en forme ou utilisez des applications pour suivre vos progrès et rester responsable.

Comment rester motivé et surmonter les obstacles courants

• La motivation peut fluctuer et surmonter les obstacles est essentiel pour maintenir un mode de vie de remise en forme durable.

1. **Identifier les facteurs de motivation personnels**:

▪ Comprendre les raisons personnelles qui poussent à faire du sport – que ce soit pour la santé, pour soulager le stress ou pour nouer des liens sociaux – peut aider à maintenir la motivation. Garder ces facteurs de motivation au premier plan peut raviver l'enthousiasme lorsqu'il faiblit.

2. **Célébrons les progrès**:

▪ Reconnaître et célébrer les étapes importantes, aussi petites soient-elles, peut stimuler la motivation. Il peut s'agir d'atteindre un objectif de remise en forme spécifique, d'augmenter la durée de l'entraînement ou simplement de se sentir plus énergique.

- Pensez à vous récompenser avec des friandises non liées à la nourriture, comme de nouveaux équipements de sport ou une journée au spa, pour renforcer un comportement positif.

3. **Développer des stratégies d'adaptation:**

- Il est essentiel d'anticiper les obstacles tels que les contraintes de temps, la fatigue ou le manque d'intérêt. Développer des stratégies d'adaptation, comme prévoir des séances de secours ou trouver des alternatives aux séances manquées, peut aider à maintenir l'élan.

- S'engager dans une introspection pour comprendre les raisons des échecs permet une meilleure planification et une meilleure adaptabilité.

Équilibrer la forme physique avec un mode de vie chargé : conseils de gestion du temps

- De nombreuses personnes ont du mal à trouver du temps pour faire du sport malgré leur emploi du temps chargé. La mise en œuvre de stratégies efficaces de gestion du temps peut aider à créer un équilibre.

1. **Donnez la priorité aux séances d'entraînement:**

- Faites de votre forme physique une priorité en planifiant vos séances d'entraînement à l'avance et en les rendant non négociables. Les séances d'entraînement tôt le matin, les pauses déjeuner ou les séances en soirée peuvent être efficaces en fonction des horaires personnels.

2. **Optez pour des séances d'entraînement courtes et à haute intensité:**

- L'entraînement par intervalles à haute intensité (HIIT) et l'entraînement en circuit offrent des séances d'entraînement efficaces dans des délais plus courts. Même 15 à 30 minutes d'exercice intense peuvent apporter des avantages significatifs lorsque le temps est limité.

- Envisagez de combiner la musculation et le cardio en une seule séance pour maximiser l'efficacité.

3. **Planifiez à l'avance**:

- Préparer les vêtements d'entraînement, préparer les repas et planifier les programmes d'entraînement à l'avance peut éliminer la fatigue décisionnelle et rationaliser le processus.

- Intégrer l'activité physique aux sorties en famille ou aux réunions sociales peut également aider à maintenir la forme physique sans sacrifier le temps de qualité passé avec ses proches.

Trouver une communauté de fitness : le rôle des groupes de soutien et des entraîneurs personnels

• Créer des liens au sein d'une communauté de fitness peut améliorer la motivation et la responsabilisation, ce qui facilite le respect d'une routine de fitness.

1.   **Rejoindre des cours ou des clubs**:

▪ Participer à des cours de fitness ou rejoindre des clubs locaux favorise un sentiment d'appartenance à une communauté. Les activités de groupe favorisent l'interaction sociale et l'encouragement, rendant les séances d'entraînement plus agréables et moins isolantes.

▪ La participation à des sports d'équipe ou à des défis de groupe peut encore renforcer la motivation et la responsabilité.

2.   **À la recherche du soutien d'entraîneurs personnels**:

▪ Les entraîneurs personnels peuvent fournir des conseils, des conseils et des programmes d'entraînement personnalisés qui répondent aux objectifs et aux niveaux de forme physique de chacun. Investir dans un entraîneur peut aider les individus à rester concentrés et motivés, en particulier lorsqu'ils commencent une nouvelle routine.

▪ Les entraîneurs peuvent également éduquer les clients sur les techniques d'exercice appropriées, rendant les séances d'entraînement plus sûres et plus efficaces.

3.   **Utiliser les communautés en ligne**:

▪ Les communautés de fitness en ligne, comme les groupes ou les forums sur les réseaux sociaux, peuvent offrir du soutien, de la motivation et des ressources. Le fait de se connecter avec d'autres personnes partageant les mêmes objectifs peut être un encouragement et une source de cohérence.

- Participer à des défis virtuels ou à des cours de fitness en ligne peut également élargir le sentiment de communauté et maintenir un engagement élevé.

Conclusion:
Adopter un mode de vie durable et sportif

- Créer un mode de vie durable et sain exige du dévouement, de l'adaptabilité et une approche proactive pour intégrer l'activité physique dans la vie quotidienne. En se fixant des objectifs réalistes, en restant motivé, en gérant efficacement son temps et en favorisant les liens au sein d'une communauté de fitness, les individus peuvent cultiver un engagement à vie envers la santé et le bien-être.

- En fin de compte, adopter le fitness comme un choix de vie plutôt qu'une activité temporaire peut entraîner des bienfaits durables, tant sur le plan physique que mental. Le chemin vers une vie plus saine est un processus continu, et chaque pas franchi est un pas vers une existence plus dynamique et plus épanouissante.

Ce chapitre souligne l'importance d'intégrer la forme physique dans la vie quotidienne et fournit des stratégies pratiques pour maintenir la motivation et surmonter les défis, faisant de la forme physique une partie durable de la vie.

La fin